AF312921

CLASSIFICATION

SUR LES

MALADIES INTERNES

DE L'OEIL

RÉVÉLÉES PAR L'OPHTHALMOSCOPE,

PAR

FRANCISCO DE ARGILAGOS,

EX-CHIRURGIEN OCULISTE
DE L'HÔPITAL OPHTHALMIQUE DE SAINT-VINCENT DE PAUL (FRANCE),
EX-DIRECTEUR DU DISPENSAIRE OPHTHALMIQUE DE ROUEN,
MEMBRE FONDATEUR ET SECRÉTAIRE GÉNÉRAL DE LA PREMIÈRE SESSION DE LA
SOCIÉTÉ UNIVERSELLE D'OPHTHALMOLOGIE, A PARIS.

> Le caractère du XIXᵉ siècle, c'est la critique... Le temps des systèmes est passé, les maîtres n'ayant plus assez d'autorité pour former école ni les élèves assez de docilité pour accepter une direction exclusive.
>
> Renan, *Étud. d'hist. relig.*, p. 49.

VERSAILLES

BEAU Jne, IMPRIMEUR, LIBRAIRE-ÉDITEUR,

RUE DE L'ORANGERIE, 36.

1862

CLASSIFICATION

SUR LES

MALADIES INTERNES DE L'OEIL

Révélées par l'Ophthalmoscope.

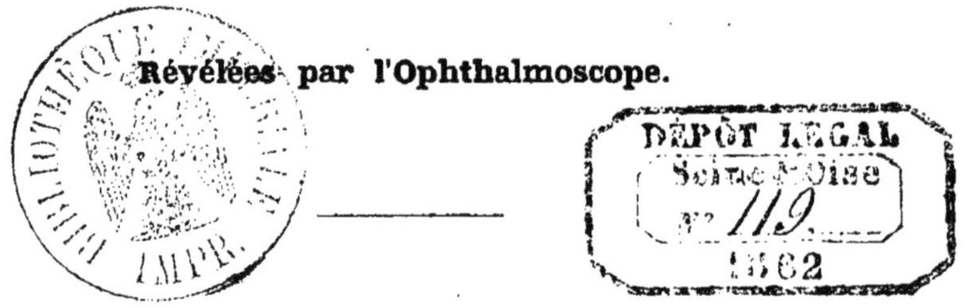

Je n'ai que deux mots à dire pour expliquer le but que je me suis proposé en faisant un projet de classification. La première raison est la considération faite du développement des maladies qu'on découvre avec l'ophthalmoscope. Ces maladies, comme on le verra ailleurs, sont de trois ordres; il me parut important pour l'étude, et utile pour la pratique, de bien les déterminer et de ranger sous chacun d'eux toutes les altérations que les différentes causes de chacun des groupes peuvent produire. Cette façon d'envisager l'étude de *l'ophthalmoscopie morbide* sert à la fois de plan d'ouvrage, donne de la clarté aux sujets et de la facilité à l'étude.

La deuxième raison dépend du peu de régularité que l'on trouve dans les dispositions des chapitres des ouvrages spéciaux sur cette étude. Ainsi presque tous les auteurs qui ont écrit sur les maladies de l'œil avec l'ophthalmoscope étudient ces maladies ophthalmoscopiques en prenant l'une ou l'autre des parties internes du globe indistinctement. Agissant ainsi, on met à côté d'une affection inflammatoire une autre qui ne l'est pas. On étudiera donc, après la rétinite, l'atrophie ou le cysticerque de la membrane nerveuse. Ne sera-t-il pas plus simple et plus logique d'étudier sous un groupe toutes ces altérations qui sont produites par l'inflammation, et sous un autre celles qui ne le sont pas?

La troisième raison, c'est qu'en étudiant les maladies des membranes internes, comme nous l'avons fait, on parvient à élucider beaucoup d'erreurs qui peuvent devenir dangereuses à l'avenir.

C'est ainsi que je suis arrivé à ne reconnaître dans la rétinite apoplectique, dans la rétinite exsudative, etc., etc., que des allures différentes d'une même et principale cause, l'inflammation. Quelques auteurs se sont un peu égarés et ont fait des entités pathologiques différentes ; pour nous elles ne diffèrent qu'en nom. On trouvera plus loin un plus grand développement sur ces questions qui sont d'un très-grand intérêt.

Je présente donc ma classification surtout pour éveiller l'attention des spécialistes engagés dans la partie, afin de voir une nouvelle et bonne classification se faire jour ; elle servira à éclairer l'étude de *l'ophthalmoscopie morbide,* en faisant disparaître des erreurs qui, s'enracinant de jour en jour, feront de l'ophthalmoscopie une étude brouillée et ennuyeuse. Cela n'est arrivé que trop dans chaque branche de nos connaissances scientifiques.

L'ophthalmoscopie vient de naître ; si tous nos efforts tendaient à lui assurer une voie réglée, nette et régulière, son étude serait pour la génération future la plus attrayante des études. Le mal peut assez facilement s'enrayer à son début, mais nos efforts échoueront si nous lui laissons prendre un développement anormal.

II

Considérations générales sur les différents groupes de la classification.

Les deux périodes principales et les plus importantes de l'inflammation sont : la période aiguë et la période chronique. Cette division, toute naturelle, est conforme aux connaissances scientifiques que nous avons sur cet état pathologique de nos tissus. Son importance est grande, car en suivant cette division on rend plus claires et vraisemblables les descriptions des différentes intensités avec lesquelles l'inflammation attaque nos organes. Son mode de formation est le même dans tout l'organisme, sauf la différence des causes qui la produisent, mais alors elle présente des phases en accord avec ces causes. L'inflammation donc de la rétine doit nous fournir le même exemple que les tissus de même nature ou autres de notre organisation. Elle n'en différera que par les causes. Nous suivrons donc les deux périodes indiquées ci-dessus, afin de simplifier et de rendre plus claires les descriptions de la rétinite, tâchant toutefois de prouver combien il existe de confusion dans les livres qui ont traité de l'inflammation de la membrane nerveuse, confusion qu'il faut bannir de bonne heure. Et en ne songeant qu'à la période aiguë ou chronique de la rétinite et de la choroïdite, nous atteignons un double but; nous venons de voir le premier point; et le second, plus important encore, consiste dans le traitement à établir pour combattre ces affections.

Voilà ce que dit le docteur Hubert Boens dans une note très-intéressante sur les inflammations de l'œil :

Ophthalmies internes : 1° *Récentes* ou *aiguës.* « On emploie les antiphlogistiques les plus énergiques, et surtout, si la maladie résiste à ces premiers moyens ou si ceux-ci ne peuvent pas être appliqués, la salivation mercurielle (*Nous recommandons cependant de ne point se borner ainsi*).

2° *Anciennes* ou *chroniques.* On révulse la fluxion torpide primitive ou consécutive à l'état aigu, par les agents actifs : cautères, moxas, sétons. Quant aux affections oculaires internes qui sont déterminées par un vice constitutionnel ou par une maladie particulière, elles ne réclament guère d'autres soins que ceux qui doivent être dirigés contre la cause, du moins aussi longtemps que celle-ci existe dans l'économie. »

A. — La *rétinite* peut être idiopathique ou symptomatique. L'idiopathique comprend :

1° La *rétinite simple*, qui n'est autre que celle qui se développe sous l'influence des causes n'ayant aucune connexion avec un état particulier de l'organisme, rétinite en un mot isolée comme le serait une iritis ou une kératite simple.

B. — La rétinite symptomatique comprend :

2° La *rétinite diathésique*, qui est celle se développant sous l'influence d'un virus particulier, tel que le virus syphilitique. C'est ainsi que nous considérons la *rétinite syphilitique* si bien connue aujourd'hui.

3° La *rétinite constitutionnelle*, qui est pour nous celle qui se développe sous l'influence d'une altération matérielle et appréciable du sang; telle est la *rétinite albuminurique*, dans laquelle l'albumine du sang est remplacée par de l'urée. Cette troisième espèce de rétinite ne finit pas de la même manière, dans des cas également graves, que la rétinite simple ou la rétinite syphilitique. Jamais on n'a vu ces deux dernières formes se terminer par la *dégénérescence graisseuse* de la rétine. Cette membrane subit dans les deux dernières espèces mentionnées une dégénérescence, mais qui est tout à fait différente de celle de la rétinite albuminurique. La dégénérescence de notre première et deuxième espèce de rétinite consiste dans l'atrophie ou dans l'hypertrophie de toute la membrane, ou de quelques-unes de ses couches, avec une transformation toute différente des éléments qui constituent la rétine normale. Les recherches anatomo-pathologiques ont prouvé ce fait.

Nous donnons donc à la rétinite, de quelque nature qu'elle soit, une période aiguë et une période chronique. Les signes anatomiques, la durée, la marche et la terminaison nous en donnent la raison; bien entendu, ces derniers points que nous venons d'énoncer ne sont pas les mêmes, comparativement, dans les trois espèces de rétinite; mais la considération de chacune d'elles en particulier me fait reconnaître les deux périodes énoncées.

Que l'on prenne une des rétinites, que l'on compare ses symp-

Classification des maladies de l'œil révélées par l'ophthalmoscope.

PREMIER GROUPE. — *Comprenant les anomalies de la rétine et de la papille, ainsi que de leur système vasculaire, et quelques autres particularités.*

1° Pour la rétine. — Au premier groupe se rattachent : l'arrêt de développement de la membrane nerveuse, la présence de fibres à moelle, l'absence partielle ou totale du système vasculaire.

2° Pour la papille. — Nous trouvons ici l'atrophie partielle ou totale, l'insertion anormale, les variétés de forme et de disposition telles que la présence des fibres à moelle, la concavité ou la convexité, la forme circulaire ou allongée.

3° Pour la choroïde. — Nous devons considérer 1° celles de sa couche pigmentaire; 2° celles de sa couche vasculaire.
La première couche présente l'absence de pigment coloré ou l'albinisme, l'accumulation anormale, l'hypersécrétion, la disposition irrégulière.
La deuxième couche est tout à fait apparente dans les cas d'albinisme, ce qui n'existe pas dans les autres cas. Il faut encore noter les différences entre les couches veineuse et artérielle.
L'ouverture que l'ensemble de cette membrane présente pour le passage du nerf optique, qui peut être plus ou moins grande; ceci influe non-seulement sur le diamètre de la papille, mais aussi donne lieu à des erreurs de diagnostic.

4° Pour le corps ciliaire. — Sa couche vasculaire et pigmentaire étant la même que celle de la choroïde, il est sujet aux mêmes anomalies. On n'en a pas encore décrit de particulières trouvées à l'ophthalmoscope.

5° Pour la sclérotique. — Cette membrane, au contraire, bien que les auteurs ne s'en soient occupés que d'une façon fort indirecte, mérite d'être prise en considération ici. En effet, elle présente une ouverture pour le passage du nerf optique qui influe sur le diamètre de la papille, de la manière dont nous l'avons indiqué précédemment. Le bord interne de cette ouverture est d'ailleurs visible très-souvent à l'ophthalmoscope. La sclérotique présente en outre la *lamina cribrosa*, visible également avec l'instrument de Helmholtz. Le bord interne, visible aussi, est ce que Liebrich a décrit sous le nom de *cercle sclérotidien* de la papille.

6° Pour le corps vitré. — On n'a point encore parlé d'aucune anomalie ou particularité, si ce n'est qu'on n'a jamais vu avec l'ophthalmoscope l'artère centrale de la rétine des anciens anatomistes.

DEUXIÈME GROUPE. — *Comprenant les altérations dues à l'inflammation.*

1° Pour la rétine. — 1° Rétinite simple; 2° Rétinite diathésique, siphylitique; 3° Rétinite constitutionnelle. } Périodes aiguës et chroniques.
Le décollement, l'apoplexie, les tumeurs fibro-plastiques, l'ossification, la dégénérescence autre que la graisseuse, telles que l'atrophie, l'hypertrophie de la membrane nerveuse.
Le système vasculaire de la rétine présente à considérer le rétrécissement, l'oblitération.

2° Pour la papille. — L'inflammation donne lieu à l'œdème soit simple, soit diathésique, à l'infiltration, au ramollissement, à la convexité, alors même que la papille était primitivement plane ou même excavée.
Son système vasculaire capillaire, ou celui qui appartient aussi à la rétine, présente l'apoplexie, le rétrécissement et l'oblitération.

3° Pour la choroïde. — Mêmes formes et mêmes périodes de choroïdites que pour la rétinite, la choroïdite chronique simple se divisant en 1° Choroïde chronique latente; 2° Choroïde chronique brusque.
La couche pigmentaire présente ici : l'atrophie, le déplacement; des transformations différentes, suivant le degré de l'inflammation.
A la couche vasculaire appartient : l'atrophie des artères ou des veines, séparément ou à la fois, l'apoplexie.
Pour la membrane entière : les tubercules, la dégénérescence colloïde.

4° Pour le corps ciliaire. — Il est sujet aux mêmes altérations.

5° Pour la sclérotique. — L'inflammation donne lieu au staphylome postérieur sclérotidien.

6° Pour le corps vitré. — L'inflammation donne lieu à l'hialoïditis, à l'ossification, à la dégénérescence colloïde, à la spinthéropie, au synchisis simple, à l'état tomenteux, à l'obscurcissement.

TROISIÈME GROUPE. — *Des altérations pouvant exister d'elles-mêmes.*

1° Pour la rétine. — L'anémie, l'hypérémie, le cancer, le cysticerque, la *filiaria oculi humani*, l'apoplexie, les décollements séreux ou sanguins, l'état variqueux des vaisseaux, l'anévrisme.

2° Pour la papille. — L'œdème peut exister sans l'inflammation, par exemple par une compression siégeant dans le trajet du nerf optique en deçà ou au delà du chiasme.
L'anémie, l'hypérémie, l'apoplexie, l'anévrisme, l'état variqueux.

3° Pour la choroïde. — L'anémie, l'hypérémie, l'apoplexie, etc., états qu'on rencontre pour le corps ciliaire.
Les tumeurs dermoïdes qui appartiennent tout autant à la rétine.

4° Pour le corps ciliaire. — Le carcinome.

5° Pour la sclérotique. — Les tumeurs fibreuses siégeant dans la zone de la sclérotique qui est située au-dessus du corps ciliaire.

6° Pour le corps vitré. — L'apoplexie, les corps flottants, le cysticerque, qui appartiennent plutôt aux membranes internes. Ils ne jouent que le rôle de corps étrangers dans ce milieu. — De plus, un autre groupe de corps étrangers provenant du dehors.

tômes et les lésions anatomiques du début avec celles de sa terminaison, et on trouvera encore une raison pour la division en aiguë et en chronique. Makensie admet cette division, et un grand nombre d'auteurs, mais pour la rétinite simple seulement. Si l'on considère le début ou la période aiguë d'une rétinite simple, on remarquera comme signes physiologiques de la photophobie, des éclairs ou bluettes, de la douleur au fond de l'œil, douleur tensive, accompagnée d'hémicranie, etc., etc. Comme signes anatomiques, cette rétinite présentera une atrésie et une immobilité pupillaire, rougeur conjonctivale et sclérale, etc., etc.; tandis que si on vient à la considérer à une période plus avancée on constatera un état d'aggravation facilement notable; ainsi, à l'état d'excitation rétinienne survient l'état d'insensibilité qui se démontre comme signes anatomiques par l'élargissement de la pupille, par des mouches noires, par des scotomes, etc., etc., et comme signes physiologiques par une perte considérable de la vue qui, lors de l'état d'excitation, se montrait par une vue normale ou exagérée (oxyopie). L'aggravation des autres symptômes est encore tout aussi apparente. Quoi de plus naturel donc qu'une division entre des états si différents? Les deux autres espèces de rétinite présentent des différences tout aussi marquées à leur période de développement ou à une période plus avancée. Nous traiterons spécialement dans un autre endroit ce sujet que nous ne pouvons développer maintenant.

Avec l'ophthalmoscope on constate les traces de chacune de ces périodes; il est pourtant à remarquer qu'on ne peut se servir de cet instrument dans la période aiguë, à moins qu'on ne fasse usage de ma *lentille fluorescente* (1); encore ne l'obtient-on pas dans tous les cas. A la période chronique on constate donc l'hypérémie ou la congestion développée depuis la période aiguë, des exsudations de lymphe ou de sang, dans quelques cas une infiltration séreuse, dans d'autres la présence du pigment déplacé, les varicosités des vaisseaux, l'atrophie de la rétine, etc. Ces modes divers de terminaison ne sont pas les mêmes dans tous les cas, ils varient suivant les sujets, à l'infini.

---

(1) Sur un nouveau moyen de corriger l'influence fâcheuse que la lumière exerce sur les yeux soumis à l'examen avec l'ophthalmoscope. Mémoire présenté à l'Académie de médecine par M. Gavarret, professeur de physique médicale à la faculté de médecine de Paris. Voir *Annales d'Ocul.*, liv. de nov. et déc. 1861.

On aura remarqué que nous n'avons point mentionné, dans la classification, plusieurs altérations qui sont traitées par les auteurs comme des affections dignes d'une attention particulière et d'une description spéciale. Il existe dans tous les ouvrages qui ont paru jusqu'à ce jour sur les maladies internes de l'œil, des descriptions de différentes rétinites. Ainsi on y trouve : *rétinite congestive, rétinite apoplectique, rétinite exsudative, rétinite pigmentaire, rétinite bouchonneuse*, etc. Or que sont ces différentes *entités*, sinon des allures différentes d'une même et principale cause, l'inflammation ? C'est ce que nous allons prouver. Prenons d'abord la *rétinite congestive*.

Les auteurs (Desmarres, Follin, Guérineau, etc.), entendent par là une rétinite caractérisée par de la congestion. Mais la congestion suppose-t-elle toujours l'inflammation ? La congestion ne peut-elle pas exister sans l'inflammation ? Si la congestion suppose une inflammation, y a-t-il besoin de répéter la même chose en disant rétinite congestive ? Le mot congestion exprimant une inflammation et celui de rétinite aussi, ne voit-on pas là une dénomination vicieuse, en ce sens que rétinite congestive équivaut à rétinite inflammatoire ? Or y a-t-il rien de plus déraisonnable que de dire inflammation de la rétine qui est enflammée ? Mais maintenant nous n'admettons pas, de même que Nysten, que la congestion soit toujours produite par l'inflammation, et dans ce cas encore la dénomination de rétinite congestive n'est as moins vicieuse, car en effet le mot rétinite implique une inflammation et congestion tout autre chose qu'une inflammation, ce qui voudrait dire en définitive inflammation de la rétine, qui n'en est pas une.

On voit par conséquent qu'il est impossible de dire rétinite congestive, de quelque façon qu'on s'y prenne; car la congestion peut, il est vrai, être ou ne pas être produite par une inflammation, et que dans le cas où elle serait éveillée par le *processus inflammatoire* on n'a pas besoin de mentionner la congestion, car le mot rétinite donne une idée générale et complète. De plus, cette entité de rétinite ne doit pas figurer à part, ni être une entité, car elle n'est qu'une simple allure de l'inflammation.

Il est en outre utile de remarquer que les auteurs ne sont point trop d'accord sur ce qu'ils entendent par rétinite congestive. Ainsi, pour M. Follin, c'est la première période ou la période encore aiguë, tandis que pour MM. Desmarres et Guérineau, la rétinite congestive est le degré le moins élevé, mais de la *période chronique,* dans laquelle période chronique ces derniers auteurs font entrer un deuxième degré, qu'ils appellent la rétinite chronique proprement dite, et qui est à son tour caractérisée par sa terminaison en exsudations. Cette subdivision de la période chronique est fondée, suivant ces auteurs, sur la considération que dans la période aiguë l'usage de l'ophthalmoscope est impossible, et qu'à la période chronique, quand on emploie l'instrument, on trouve d'abord une congestion qui s'aggrave plus tard manifestement. Nous ne croyons pas devoir admettre une période que nous ne pouvons pas constater, et diviser celle qui est constatable en autant de parties que cela nous vient à l'esprit. Si à la période chronique, après que l'excitation est tombée, on constate une congestion, elle a été produite par la période aiguë de l'inflammation rétinienne et lui appartient par conséquent. On ne constate pas seulement une congestion lorsque l'on peut se servir de l'ophthalmoscope à la période chronique de la rétinite, on trouve tous les phénomènes qui accompagnent et auxquels donne lieu l'inflammation, tels qu'exsudats, apoplexies, etc., etc.

Maintenant, à propos de la rétinite exsudative et de la rétinite apoplectique, que sont ces deux différentes entités ? Si on réfléchit tant soit peu, on trouve par exemple que ce que les auteurs appellent rétinite exsudative, est cette rétinite qui se termine par des exsudations de lymphe ; or ne venons-nous pas de voir que dans la période chronique on trouvait des exsudations sur la rétine ? (Desmarres, Follin, Guérineau, etc.) Y a-t-il rien de plus naturel que de rencontrer ces sortes d'exsudations dans un endroit enflammé et surtout chroniquement ? C'est donc bien contre raison qu'on fait d'une des terminaisons naturelles de l'inflammation une entité morbide spéciale. Que deviendrait la pathologie si de chaque terminaison de l'inflammation d'un organe quelconque on venait à faire autant d'entités morbides détachées du groupe principal, l'état inflammatoire de l'organe ? De même pour la rétinite apoplectique, ces épanchements de sang qui caractérisent, suivant ces auteurs, cette rétinite, ne sont que le résultat de l'inflammation de la rétine. Où est donc la raison pour faire une entité nouvelle de la rétinite apoplectique ?

On trouve dans la rétinite albuminurique des taches sanguines, mais leur disposition et leur forme font qu'on ne pense qu'à l'état général qui les produit. Elles ne jouent donc que le rôle de symptômes, voilà tout (1). Si on considère la symptomatologie de la rétinite apoplectique ou exsudative on trouvera encore bien moins de raisons de faire toutes ces subdivisions; mais je crois avoir déjà assez dit pour prouver que cela ne doit point exister, afin d'éviter la confusion et faciliter l'étude.

Qu'est-ce que cette autre entité que M. Schauenburg appelle *rétinite bouchonneuse* (2)? — Suivant lui, c'est une rétinite provoquée par une embolie s'engageant dans un des vaisseaux de la rétine. Cette embolie est le produit des maladies du cœur ; nous ne voyons dans ceci qu'une coïncidence semblable à notre rétinite apoplectique, mais aucune de ces deux causes ne peut nous autoriser à faire des entités de rétinites nouvelles. Nous n'admettons pas par conséquent la rétinite embolique de M. Schauenburg; 1° parce que, comme cet auteur le dit lui-même, il n'est pas du tout facile de la reconnaître à l'ophthalmoscope, et 2° parce que l'embolie peut être formée soit par un caillot de sang soit par un caillot de fibrine, et que pour la distinguer il faudrait faire une rétinite embolique sanguine, une autre rétinite embolique fibroïde, ce qui serait très-absurde.

Il nous reste à dire un dernier mot quant à la *rétinite pigmentaire* dont Liébrich a fourni de si beaux exemples. Celle-ci est caractérisée par la présence du pigment choroïdien dans le tissu de la membrane sensitive, et par la coïncidence de l'héméralopie chez les malades affectés de cette maladie. Cet auteur dit en outre qu'elle est congénitale. Quant à la présence du pigment choroïdien, qui ne voit là les effets de l'état inflammatoire ? Comment ce pigment s'infiltrerait-il dans le tissu serré de la rétine, sans cet état pathologique? Pourquoi ne s'infiltrerait-il pas, alors, toujours à l'état normal? L'état congénital est-il assez suffisant pour expliquer à lui seul le passage du pigment de la choroïde vers la rétine ? Notre vue sur l'état inflammatoire comme cause de ce déplacement du pigment ne s'accorde-t-elle pas avec ce que nous savons sur l'inflammation de la rétine et de la choroïde. Il en est

---

(1) Nous ferons remarquer que l'apoplexie spontanée de la rétine peut à la longue, en irritant la rétine, donner lieu à une rétinite qui mériterait plutôt le titre de rétinite apoplectique, car ici la rétinite est réellement reproduite par l'épanchement apoplectique. Cela différerait de ce qu'admettent les auteurs. Cependant nous aimons mieux ne parler de cette rétinite que comme une complication en parlant de l'*apoplexie foudroyante de la rétine*.

(2) *Annales d'oculistique*, tome XXXV, p. 181.

pour la rétine comme pour le cristallin; dans les deux cas l'inflammation donne lieu à la présence du pigment dans ces parties,
pigment qui vient toujours de l'uvée. Ne voit-on pas des rétinites
pigmentaires se développant après l'âge de 12, 20, 30 ans? Et
n'a-t-on pas vu dans ces cas aussi l'héméralopie se présenter
comme symptôme? Pour ma part j'ai vu ceci, lors de mon service à l'hôpital ophthalmique de Rouen; d'autre fois, l'héméralopie manque; c'est ce que j'ai vu chez une femme de 45 ans,
à la Salpétrière, dans le service de M. Follin, et qui avait perdu
la vue depuis 7 ans. L'héméralopie donc n'est pas un signe cons-
tant de la rétinite pigmentaire. Ne se rappelle-t-on pas qu'on
trouve très-souvent dans les rétino-chéroïdites l'héméralopie? Et
pour nous elle n'a d'autre coïncidence que celle-ci; je m'explique
donc l'état congénital de l'héméralopie par l'état congénital de la
rétinite pigmentaire. Ce que je ne m'explique pas bien, c'est
l'état héréditaire de la rétinite dite pigmentaire. J'ai constaté
moi-même, à l'hôpital ophthalmique, des cas de cette rétinite,
qui étaient congénitaux, et les parents de la malade étaient également héméralopés. Cela est encore à expliquer, mais ces coïnci-
dences à elles seules sont bien loin d'autoriser à faire une entité
nouvelle de la rétinite pigmentaire.

Croyant en avoir dit assez pour fixer dans l'esprit des oculistes
que ces subdivisions inutiles ne doivent pas exister, je me réserve
de plus amples explications dans un autre endroit. Ici je n'ai pu
qu'exposer simplement mes vues; je les ai fait connaître, afin que
d'autres travailleurs viennent démolir tant d'entités inutiles, si
dangereuses pour l'avenir de l'ophthalmoscopie.

B. Nous avons parlé de l'hypérémie. Qu'est que c'est que l'hypérémie? Pour un grand nombre d'auteurs, c'est la congestion;
par conséquent ces deux mots sont synonymes pour ces auteurs :
or la congestion suivant eux étant la période aiguë de la rétinite,
l'hypérémie serait aussi le premier degré de la rétinite. Mais cela
est loin d'être vrai, car d'abord nous avons démontré que la congestion peut être produite par d'autres causes que par l'inflammation, et l'hypérémie n'étant que cette congestion, elle peut exister sans inflammation et elle n'est pas, comme le croient ces auteurs, la première période de l'inflammation rétinienne. Ces deux
différents noms exprimant la même chose au fond, peuvent ame-
ner de la confusion dans certains esprits qui chercheront à les distinguer. Nous garderons donc le mot hypérémie pour exprimer

les congestions rétiniennes produites par un afflux mécanique du sang ou par un ralentissement dans le cours de ce liquide qui le fait séjourner dans les vaisseaux capillaires ; la preuve en est donnée par ceux de la rétine constatables à l'ophthalmoscope.

En effet, quand on fait des efforts, l'abus des liqueurs, les courses longues et rapides, la lecture prolongée, toutes causes qui font affluer le sang vers l'encéphale et toutes les portions de la tête, comme aussi vers la rétine, est-ce que dans ces cas il y a encéphalite ? Non et pas plus qu'il y a une rétinite. L'hypérémie rétinienne existe par conséquent mais sous l'influence des causes qui sont bien loin d'être l'inflammation. Chose curieuse ! tous les auteurs ont décrit et reconnu une hypérémie comme celle que nous venons de signaler, et à part de la rétinite ; mais lorsqu'ils viennent à parler de la phlogose de la rétine, la première chose qu'ils ont dite, c'est que *l'hypérémie est le premier degré de la rétinite*. Quelle discordance !!! et cela parce qu'on ne s'est pas bien expliqué sur chaque mot. C'est ici le cas de dire avec Leibnitz (*nouveaux essais*) que les mots servent 1° pour faire entendre nos pensées ; 2° pour le faire facilement, 3° pour donner entrée dans la connaissance des choses. On manque au premier point lorsqu'on n'a pas d'idée *déterminée* et *constante* des mots, et au troisième point quand les idées signifiées par les mots ne *s'accordent* pas avec ce qui est réel.

Il nous a donc paru d'une utilité tout à la fois scientifique et pratique d'insister sur la distinction entre l'hypérémie et la rétinite aiguë. On remarquera qu'on trouve dans deux groupes différents ces mêmes affections. Ainsi l'apoplexie, on le sait, est produite par l'inflammation, et aussi elle est produite brusquement. De même pour l'atrophie soit de la rétine, soit de la pupille.

C. SUR LA CHOROIDE. — Les mêmes remarques seraient applicablés à la choroïdite exsudative, à la choroïdite apoplectique, atrophique, etc., etc. De même aussi les considérations sur l'hypérémie, l'apoplexie simple ou brusque, sont applicables lorsque ces états se trouvent sur la choroïde. Quant à la couche pigmentaire de cette membrane ; nous avons signalé le *déplacement* et la *disposition irrégulière* de ce pigment. Le déplacement diffère de la disposition irrégulière en ce que dans le premier cas, le pigment a été poussé à un autre endroit par l'inflammation, ce qui fait qu'on trouve décoloré l'endroit d'où il a été déplacé. On constate ceci dans les choroïdites chroniques. La disposition irrégulière consiste au contraire en ce qu'on trouve des amas de ce pigment dans un ou plusieurs endroits du fond de l'œil, sans qu'on constate aucune place de laquelle ce pigment eût été déplacé. Cette disposition se trouve assez fréquemment et dans des yeux normaux. Le premier état peut aussi exister a l'état congénital et ne donnant lieu à aucun trouble visuel. L'atrophie de ce pigment consiste pour nous, non pas dans le déplacement qu'il subit par la phlogose, mais dans sa transformation pathologique et sa disparition totale, laissant apparent l'endroit où il existait primitivement.

D. SUR LA SCLEROTIQUE. — On sera fort étonné de voir que nous faisons entrer la sclérotique parmi les membranes internes de l'œil. L'étonnement sera d'autant plus grand que nous avons classé parmi les affections de la sclérotique le staphylome postérieur. Sa disposition anatomique ne nous autoriserait pas si elle aussi ne présentait des lésions organiques révélées par l'ophthalmoscope. Nous croyons que c'est bien la première fois que d'une façon méthodique elle est appelée à jouer un rôle non moins important que celui des autres membranes internes. Ses altérations ont été reconnues depuis quelque temps, mais les auteurs les ont placées sous la dépendance de celles de la rétine ou de la choroïde; ils ont jugé qu'elle ne pouvait pas figurer à côté de ces dernières membranes. C'est à tort et nous croyons qu'avant peu elle présentera un groupe d'altérations tout aussi varié que celles des deux autres membranes de l'œil. Nous nous expliquerons à la prochaine page, sur ces questions.

III

La *choroïdite atrophique* est-ce la même chose que le *staphylome postérieur choroïdien*, ou que le *staphyloma posticum scleroticæ Scarpæ*?

Une assez grande indifférence a régné parmi les auteurs qui se sont occupés du *staphyloma posticum* pour lui assigner une dénomination juste et durable; il vient tous les jours un nouveau nom, et les auteurs arrivés après celui qui a fait un nom nouveau, le répètent à leur tour, formant ainsi un arsenal de noms différents pour désigner une seule et même maladie. Nous avons déjà cinq noms qui désignent tous la même affection : examinons donc chacun de ces noms et voyons lequel on devra accepter afin qu'il existe seul. Ce n'est pas que nous voulions principalement un seul nom ; ce que nous voulons surtout, c'est élucider ces diverses dénominations à cause de la confusion et des fausses idées qu'elles donnent de la maladie qu'elles désignent.

Le nom de *staphyloma posticum* est celui donné par Scarpa ; plus tard, Von Ammon lui donna celui de *staphyloma sclero-ticæ posticum Scarpæ*. M. Sichel lui a donné celui de staphylome postérieur de la choroïde, tandis que de Græfe l'appelle sclérotico-choroïditis postérieur. MM. Follin et Cusco, suivant M. Guérineau, l'ont appelé choroïdite atrophique ; enfin, d'autres ont fait le nom de staphylome postérieur.

Ces noms se ressemblent un peu, mais parmi eux on en trouve qui donnent une idée fausse de ce que l'on veut faire compren-dre, d'autres qui sont trop compliqués et enfin d'autres qui ne disent rien ; le choix est embarrassant, et l'usage que l'on fait de ces noms est par trop vicieux et n'a aucune raison d'être.

Dans un mémoire sur le staphylome de la choroïde, que M. Si-chel a fait avant l'application de l'ophthalmoscope à l'étude des affections internes de l'œil, il combat (ce qu'il fait dans son Ico-nographie) l'opinion des auteurs qui ont appelé staphylomes de la sclérotique, ces saillies formées par cette membrane ; car, dit-il, le siége *primitif* de la maladie siégeant dans la choroïde, on doit appeler ces saillies staphylomes de la choroïde. Il les divise en antérieur et postérieur ; ce dernier est formé par l'affection à laquelle on a donné les divers noms ci-dessus mentionnés, et c'est de celui-ci que nous nous occuperons particulièrement.

Nous voyons donc M. Sichel donner un nom d'après le siége *primitif ;* mais ceci est discutable ; en effet, cet auteur sait très-bien que la choroïde est très-souvent le siége *primitif* d'une in-flammation parcourant diverses phases et donnant lieu à diffé-rents désordres, sans donner lieu pourtant à la saillie de la membrane fibreuse. N'a-t-il pas vu maintes fois des choroïdes chroniques sans avoir amené aucune déformation de la scléro-tique ? et quelle importance a donc le siége primitif de l'inflam-mation pour la dénomination de cette affection où la sclérotique fait une saillie postérieurement ? Nous avons pour notre compte

observé très-souvent à la clinique de notre illustre maître
M. Desmarres, des cas de choroïdites fort chroniques et qui
étaient loin d'avoir donné lieu à la saillie sclérale : nous sommes
obligés de faire cette remarque car, d'après le mémoire cité, il
serait à croire que l'inflammation de la choroïde siégeant primitivement dans cette membrane, donnerait lieu au staphylome :
M. Sichel ne le croit peut-être plus, aujourd'hui qu'il s'est servi
plus largement de l'ophthalmoscope. Un homme qui a fait tant
de nécropsies n'avait pas besoin de l'instrument de Helmholtz
pour constater qu'il y a des cas nombreux de choroïdites chroniques, laissant la sclérotique avec sa forme et sa structure normale. Dans quelques cas, nous admettons très-bien qu'une inflammation se développant primitivement par la choroïde puisse
se propager à la sclérotique et produire alors la saillie de cette
membrane ou staphylome ; si celle-ci n'est point affectée par une
cause telle que le *processus* inflammatoire, la choroïdite aura beau
faire, mais il n'y aura point de saillie ; si au contraire la sclérotique vient à être attaquée par l'inflammation, qui l'amincit, il
est tout naturel qu'elle pourra en se distendant former le staphylome : mais encore, si la sclérotique se distend, ce n'est point
par les effets de l'inflammation choroïdienne ou sclérale seule :
il faut, pour que la fibreuse cède, l'action concurrente de la pression exercée sur elle par le corps vitré ramolli ou non, pendant
les efforts d'accommodation si bien étudiés et compris par
M. Noizet.

La sclérotique forme donc une barrière qui ne peut être fran-
chie que par une cause directe, c'est-à-dire agissant à la fois et
sur sa structure, telle que l'inflammation, et contre sa résistance
comme l'action de la pression ; par conséquent toute saillie formée par cette membrane doit être dénommée d'après la membrane elle-même, et d'autant plus que, pour que la saillie sclérale
ait eu lieu, il a fallu des causes directes, primitives même dans
la sclérotique. M. Sichel reconnaît bien l'amincissement et la
part que la fibreuse prend à l'inflammation, cependant il ne
songe pas à reconnaître ces effets comme des causes directes propres à la fibreuse ; il ne se donne pas la peine de considérer que
c'est ainsi et seulement ainsi, qu'aura lieu la saillie sclérale postérieure. Le siége primitif d'une inflammation choroïdienne
donnera dans quelques cas lieu à la propagation jusqu'à la fibreuse, d'où surviendront les désordres amenant à la fin la saillie

sclérale, mais on ne doit pas conclure que c'est parce que l'inflammation siége primitivement dans la choroïde que le staphylome va se former; cette conclusion sera d'autant plus fausse que nous avons démontré qu'il y a des cas de siége primitif de cette inflammation dans la choroïde, sans la moindre altération de la sclérotique.

Voici ce que M. Sichel dit dans son Iconographie, page 525 : « Des faits cliniques qui précèdent et de ceux qui font l'objet des observations anatomiques 189 et 192, il ressort, comme des dissections, que le staphylome de la choroïde est le produit de l'inflammation de cette membrane, souvent de celle *de la sclérotique*, et quelquefois même de la *rétine* (1). » A la page 521, il dit : « Ce n'est pas dans la sclérotique, nous l'avons déjà dit, que commence le staphylome spontané, non traumatique, de la choroïde. Il succède toujours à la phlegmasie de cette dernière.» Dans une page donc il admet souvent le siége primitif de l'inflammation dans la sclérotique; pourtant il dit que le nom de staphylome postérieur de la choroïde est donné parce que le siége primitif réside toujours dans la choroïde; dans tout ceci il n'y a qu'un peu de contradiction.

Mais maintenant M. Sichel méconnaîtra-t-il que l'inflammation se développant primitivement dans la sclérotique et à elle seule, c'est-à-dire n'affectant que secondairement la choroïde, ne puisse donner naissance au staphylome? C'est la fréquence de cette inflammation primitive que M. Sichel paraît suspecter; cependant

(1) Puisque quelques auteurs admettent que l'inflammation qui donne lieu au staphylome, se développe primitivement *quelquefois dans la rétine*, et que celle-ci se trouve dans la saillie scléroticale dans des circonstances plus favorables que la choroïde, pour être prise pour une saillie rétinienne, pourquoi donc n'appelle-t-on pas la saillie scléroticale, staphylome postérieur de la rétine? Cette idée n'est venue à aucun auteur, nous croyons; mais le raisonnement nous dit que puisque M. Sichel et quelques auteurs appellent la saillie sléroticale : staphylome postérieur de la choroïde, parce que le siége primitif est la choroïde, il serait naturel d'appeler les cas où l'inflammation siége primitivement dans la rétine : staphylome postérieur de la rétine. Ne s'aperçoit-on pas dans quel embarras on s'est mis tout de suite par le faux principe sur lequel on s'est fondé pour établir une dénomination qui devait être fausse comme le principe qui servit à l'établir ? L'ophthalmoscope ne fait que naître, par conséquent les auteurs devraient s'efforcer à donner des noms justes et significatifs pour les nouvelles maladies qu'on décrit aujourd'hui ; les noms qu'on a imposés aux affections découvertes avec l'ophthalmoscope, ne sont pas tellement enracinés dans les esprits, qu'il ne soit pas très-facile de s'en défaire.

M. Jæger, tout aussi compétent, ne dit-il pas que l'inflammation siége *primitivement* et toujours dans la sclérotique ? Cette opinion est partagée par M. Noizet, car, dit-il : « En effet pourquoi cette délimitation si exceptionnelle de l'altération choroïdienne, que celle-ci paraît comme produite à l'emporte-pièce ?.... Et enfin pourquoi cette marche (du staphylome), plus que réservée d'une inflammation siégeant dans une des membranes les plus vasculaires de l'économie ?... Une semblable distordance doit frapper vivement, surtout si l'on compare avec les signes d'une choroïdite de tout autre siége. Une opposition non moins choquante se présente si l'on veut expliquer la raison d'être d'un pareil état inflammatoire ; alors on invoquera la stase sanguine au pôle postérieur, une inflammation primitive, mais on ne comprend pas que l'inflammation ne se localise pas de préférence et même d'emblée sur le point principal d'application de cette cause congestive, d'autant plus que la région de la *maculea lutea* correspond à une partie des plus vasculaires de la choroïde et par conséquent très-disposée à la phlogose, ou bien pourquoi elle ne se fixe pas soit un peu en deçà, soit un peu au delà..... Tout se concentre autour du nerf optique et l'idée d'une *sclérite*, déterminant *plus tard* une choroïdite correspondante paraîtrait plus *rationnelle* et *s'accordant mieux avec les signes observés*, bien surtout si l'on s'en rapporte à l'observation de Ruette, à savoir : que le staphylome sclérotidien commence à se montrer le plus souvent sur les points où les vaisseaux ciliaires perforent la sclérotique en lui donnant des branches pour pénétrer ensuite dans les parties profondes, par exemple au côté externe du nerf optique (staphylome postérieur). »

Il est à remarquer que Von Ammon, le premier qui a parlé du siége primitif de l'inflammation dans la choroïde, n'a pas cependant cru être assez autorisé pour dénommer l'affection en question, comme M. Sichel, staphylome de la choroïde, mais bien mieux et à juste raison, *staphyloma posticum scleroticæ;* ce nom donne de suite une idée de l'affection.

L'anatomie pathologique est la plus grande ennemie de la dénomination adoptée par M. Sichel ; en effet, depuis Von Ammon, tous les auteurs ont reconnu que dans les cas accentués de l'affection qui nous occupe, la choroïde manque complétement : Cet auteur dit : « le siége primitif de l'inflammation (ce qui ne saurait plus être d'autant d'importance aujourd'hui) est la choroïde ; mais comme celle-ci est la plus vasculaire, elle *dispa-raît* la première et enfin la sclérotique se distend. » Comment M. Sichel pourra-t-il faire le staphylome en question, un staphy-lome de la choroïde, puisque celle-ci a toujours disparu ? Si elle a disparu bien naturellement, elle ne pourra pas former un sta-phylome. Ou la choroïde existe ou elle n'existe pas ; dans le pre-mier cas, on peut dire (pas rigoureusement) staphylome de la choroïde ; mais dans le second on ne le peut pas, et par consé-quent, encore une fois, la dénomination de M. Sichel ne pouvant pas représenter avec vérité tous les cas auxquels le nom doit être appliqué, il est entièrement faux et doit être rejeté.

M. Sichel se trouve fortement en contradiction avec Von Am-mon et avec lui-même ; ainsi il dit, à la page 530 de son Iconogra-phie, « qu'on voit des *stries* plus larges, *d'un bleu brunâtre* pro-venant de la *choroïde* qu'on aperçoit à travers la sclérotique..... Si l'on ne voit ces stries que dans la partie postérieure du globe oculaire , c'est que dans cette seule partie la sclérotique est amincie, et que la *choroïde* également *amincie* est appliquée contre elle ; » puis à la page 522, le même auteur dit : « Dans le staphylome choroïdien postérieur , la choroïde est amincie et réduite à son *stroma;* » dans une autre page encore il dit que la choroïde est complètement transformée, *disparue* ou remplacée par du tissu cellulaire (1), ou de différente nature que le tissu choroïdien véritable. Mais si la choroïde manque ou est rempla-cée par du tissu cellulaire ou du tissu pathologique, comment se fait-il qu'on voie cette *choroïde* sous forme de *stries bleu-brunâtres* à travers la sclérotique ? Et si elle est transformée en un tissu différent, comment encore se fait-il que ce soit elle qui forme le staphylome *choroïdien* postérieur ?

M. Sichel ne peut plus nous objecter que dans quelques cas la choroïde n'a pas complètement disparu, car l'ophthalmoscope nous a démontré que depuis la première période la choroïde a plus ou moins complètement disparu, à plus forte raison elle le sera à une période plus avancée de la maladie. Du reste, il se contredirait encore, car à la page 531, il dit : « à l'examen avec

(1) Si l'on veut détacher la choroïde de la slérotique..... au niveau de la tache blanche (staphylome) la séparation n'est plus possible. Les vaisseaux de la choroïde ont subi une atrophie telle qu'on ne *découvre plus la moindre trace de leur exis-tence*. On ne trouve plus à la place de la choroïde qu'une couche légère de tissu cellulaire. — Van Roosbroeck. *Annal. d'Ocul.*, t. XLV, p. 141.

l'ophtalmoscope, on reconnaît le staphylome choroïdien postérieur surtout à ces bandes nacrées ou simplement blanchâtres formées par l'adhérence de la sclérotique à la choroïde, même à la rétine. Mais que faut-il pour que la rétine touche la sclérotique ? ne faut-il pas que la choroïde ait complètement disparu ? Et d'où dépend-il que dans les pièces anatomiques, il peut voir la choroïde sous forme de *stries bleu-brunâtres*, et qu'à l'ophthalmoscope il trouve qu'on voit la bande nacrée qui, comme on le sait, est produite par la sclérotique mise à nu ? Les faits qu'il observe se contredisent donc aussi ? Cette contradiction , nous croyons pouvoir l'expliquer, par l'idée fixe qui suivait ce savant auteur, alors qu'il voulait absolument qu'on appelât la saillie sclérale, staphylome postérieur de la choroïde.

M. Guérineau, suivant les observations de MM. Cusco et Follin, a divisé l'atrophie choroïdienne en partielle et en générale. Il divise l'atrophie choroïdienne partielle en antérieure et postérieure ; chacune de ces divisions tient sous sa dépendance le cristallin ou le corps vitré. *L'atrophie choroïdienne partielle postérieure* n'est autre chose que le *staphyloma scleroticæ posticum*; il dit : « Quand l'atrophie est parfaitement limitée à la partie antérieure, on voit survenir spontanément la cataracte simple, normale. Si l'atrophie siége sur la partie postérieure, maladie à laquelle on a imposé le nom de scléro-choroïdite, on trouve le corps vitré malade. »

L'atrophie choroïdienne de ces auteurs étant produite par une inflammation de la choroïde, a été aussi appelée *choroïdite atrophique*. La choroïdite chronique se manifestant soit dans les nécropsies, soit avec l'ophthalmoscope, sous les formes d'une atrophie plus ou moins complète suivant les couches de la membrane, plus ou moins généralisée suivant l'étendue, quelques médecins entendent par *choroïdite atrophique* l'état dans lequel la choroïde a été atrophiée généralement ou partiellement par la choroïdite chronique. Cela nous paraît fort juste et en accord avec les altérations, la marche et le développement de la choroïdite chronique, dont la terminaison est généralement l'atrophie de la choroïde. Au contraire, d'autres médecins ne comprennent par choroïde atrophique, que le staphylome *sleroticæ posticum*. Nous répéterons ici que cette manière d'envisager les choses pour établir et lancer un nom dans la science, n'est que fort arbitraire et capricieuse, mais comme nous détestons le caprice et l'esprit arbitraire en matière scientifique, nous ferons tous nos efforts pour bannir ces dénominations donnant lieu à de fausses idées et à des interprétations vicieuses. Il nous semble donc plus en accord avec la raison de nommer *choroïdite atrophique* les cas de choroïdite chronique où la choroïde est atrophiée; par conséquent les noms de choroïdite atrophique et de choroïdite chronique doivent être regardés et conservés, mais comme synonymes et jamais dans le sens d'un *staphylome postérieur de la sclérotique.*

Le nom de choroïdite atrophique n'exprime qu'une petite portion des altérations qu'on trouve dans le staphylome, et il n'est pas juste d'appeler un tout d'après une partie, car c'est l'ensemble des parties qui doit former le tout. On trouve bien des altérations du côté de la rétine et du corps vitré, et pourtant on ne songe pas à ces altérations pour former un nom et l'imposer au staphylome; ce n'était pas le caprice des auteurs de se fixer sur elles, mais bien sur celles de la choroïde. Le nom donc de choroïdite atrophique, nous le répétons, est mauvais, insuffisant, et jette de la confusion dans l'étude de cette affection qu'on doit appeler staphylome postérieur de la sclérotique.

Il y a des considérations d'une haute importance, qui font qu'on ne doit pas appeler le staphylome postérieur de la sclérotique, choroïdite atrophique. Nous allons le prouver par quelques considérations que nous n'avons trouvées dans aucun auteur; en effet, nous avons vu qu'une atrophie choroïdienne ou choroïdite atrophique était inepte à elle seule pour produire la saillie postérieure de la sclérotique ou staphylome; nous avons quelquefois vu une *atrophie choroïdienne partielle postérieure* même, n'avoir pas produit le staphylome, et, dans ce moment, je demeure avec un jeune musicien, compositeur, qui se livre à des études sérieuses et prolongées, qui durent jusqu'à deux ou trois heures du matin, et qui à l'ophthalmoscope présente cette atrophie choroïdienne partielle et postérieure, à la partie inférieure et externe de la papille dans l'œil gauche; et, dans l'œil droit, cette atrophie choroïdienne existe beaucoup plus développée, mais à la partie inférieure seulement; la vue est excellente, et il ne s'est jamais plaint du moindre changement dans l'étendue de la vue; nous croyons cette atrophie d'origine congénitale; car il n'a jamais eu le moindre mal aux yeux. L'ophthalmoscope découvre la sclérotique nettement mise à nu, de même que dans deux autres cas que j'ai vus.

L'atrophie, dans ces deux cas, siégeait à la partie supérieure et inférieure de la papille.

Quelques personnes prétendent que, lorsque l'atrophie choroïdienne ou choroïdite atrophique se trouve à la partie inférieure et supérieure de la pupille, *la vue* n'est point *altérée*. Nous convenons de ce point, mais uniquement pour les cas où il n'y a qu'une atrophie choroïdienne ou choroïdite atrophique seule, car quand la sclérotique forme une saillie en arrière, la vue est indispensablement raccourcie, la sclérotique étant reculée dans une étendue un peu plus grande que le point staphylomateux. La preuve en est donnée surtout par l'œil droit de notre ami, dont une partie du côté externe était occupée par l'atrophie; si à ce point, il y avait eu une saillie de la sclérotique, il n'aurait pas la vue aussi parfaite qu'il l'a réellement. C'est au côté externe que correspond l'extrémité de l'axe optique, dont l'allongement, par suite de la saillie de la sclérotique qui entraîne la rétine, la mettant dans un plan plus postérieur, donne lieu à la myopie. Nous avons vu des personnes familiarisées avec l'ophthalmoscope, qui ont diagnostiqué un staphylome là où il n'avait qu'une atrophie de la choroïde; cette erreur provenait tout simplement de ce que la portion atrophiée présentait à peu près la même forme, et était située où se trouve d'ordinaire le staphylome. D'autres ayant trouvé la portion atrophiée ou le *pseudo-staphylome* au *côté interne* (image droite), ont conclu que dans quelques cas le staphylome ne se développe pas de rigueur au *côté externe*. A ces observateurs nous opposerons l'excellente explication de M. Noizet sur le siége pour ainsi dire forcé du staphylome au *côté externe*. Dans les deux cas que nous considérions tout à l'heure, la *myopie* manquait, d'où quelques observateurs conclurent que la *myopie* ne peut pas être pathognomonique du staphylome. Ceci est une erreur, et il faudrait dorénavant qu'on apprît mieux à distinguer une *choroïdite atrophique*, ou *pseudo-staphylome*, du *véritable staphylome postérieur de la sclérotique*; la distinction n'est point sans importance. On ne peut point nous objecter qu'un staphylome à la partie supérieure et inférieure de la papille ne peut donner lieu à la *myopie*; car on n'a qu'à examiner la deuxième observation de M. Guérineau, pour se rattacher à notre opinion émise ci-dessus sur ce point. Enfin nous croyons avoir assez insisté pour démontrer la différence, anatomiquement, qui doit exister entre ce que veulent dire les mots de choroïdite atrophique et de staphylome postérieur de la sclérotique. Nous ferons seulement une remarque à propos de la *myopie*. Il y a dans la nature même du staphylome certaines causes qui prédisposent à la presbytie, ou au rétablissement normal de la vue, au lieu de la myopie ; le corps vitré, dans cette affection, se trouve ramolli, ce changement entraîne une perte dans sa réfrangibilité. Le pouvoir réfringent donc étant diminué ou perdu, les rayons lumineux qui viendront du dehors n'étant point réfractés, ils devraient tomber sur un point plus éloigné que le point où se trouve normalement la rétine ; mais comme celle-ci est justement plus reculée dans le staphylome, les rayons venus du dehors iront former leur image sur le point où se trouve *anormalement* la rétine. Le ramollissement du corps vitré laissant passer les rayons sans leur faire subir aucune réfringence, pour tomber à temps sur la rétine reculée, il ne devrait avoir de myopie, puisque le ramollissement récompense le reculement de la rétine. La perte de réfringence du corps vitré étant grande, il devrait y avoir théoriquement plutôt une presbytie.

Nous pensons que MM. Cusco et Guérineau ont eu tort de croire que le ramollissement du corps vitré amène la myopie ; plus le corps vitré est ramolli, moins il est réfringent, et par conséquent plus les rayons passeront sans déviation. La perte de la réfringence, dans les milieux de l'œil, a été considérée, on doit se le rappeler, par beaucoup d'auteurs comme une des causes de la presbytie, tandis qu'une trop grande réfringence de ces milieux a été considérée comme une des causes de la myopie.

Nous croyons inutile d'entrer dans d'autres considérations pour prouver notre opinion, sur la différence si scientifiquement utile qu'il faut établir entre ce qu'on doit dorénavant appeler choroïdite atrophique et staphylome postérieur de la sclérotique; le développement, la marche, etc., de ces deux affections présentent des différences de plus en plus frappantes et qui empêcheront quiconque voudra réfléchir, d'appeler par le même nom deux maladies bien différentes. Pour terminer, nous rappellerons ce que nous avons dit plus haut que la choroïdite atrophique n'est qu'une partie de l'affection et qu'il n'est pas juste d'appeler le tout d'après une partie; l'ensemble des parties constituant le tout, on doit imposer un nom significatif à ce tout : le reste ne doit être que secondaire relativement.

En résumant donc, nous dirons que nous sommes d'avis qu'on garde exclusivement le nom de staphylome postérieur de la sclérotique donné par Von Ammon, car il est le seul qui donne l'idée la plus juste de l'affection, de sa forme, dans toutes ses trois périodes, de son développement, de l'endroit qu'il occupe, de la substance même aux dépens de laquelle cette affection s'est formée ; cette dénomination ne saurait pas par conséquent donner lieu à cette confusion et à ces discussions intarissables qn'on retrouve à propos de chacune des maladies de la pathologie en général.

Il est par conséquent utile d'étudier le staphylome postérieur de la sclérotique, non pas sous le même groupe que celui des affections de la choroïde ; le staphylome est une maladie qui doit figurer dorénavant sous le cadre des affections propres à la sclérotique ; ce cadre des lésions scléroticales qui sera, nous n'en doutons pas, fort étendu dans quelques années d'ici, on pourra le placer à côté des affections rétiniennes ou choroïdiennes. Les auteurs qui se sont occupés des maladies ophthalmocospiques n'ont point encore songé à former un groupe d'affections nouvelles pour la sclérotique ; nous croyons être le premier à en parler, on en sera par conséquent étonné ; mais qu'on réfléchisse sur ce sujet, et on rencontrera d'autres états pathologiques et certaines particularités visibles *seulement* avec l'ophthalmoscope sur le vivant, et qui ont par conséquent tout autant de droit de servir de base au nouveau groupe des affections sclérales, comme les premières altérations et les premières particularités rétiniennes ou choroïdiennes. Nous ne parlerons pas ici de tout ce qui peut avoir rapport et de tout ce qui appartient à la membrane fibreuse, car cela sortirait de notre plan.

Et enfin, pour terminer ce résumé, nous dirons que la dénomination de choroïdite atrophique doit être réservée pour ces cas de choroïdites chroniques se terminant et se manifestant à nos regards par l'atrophie de la choroïde, que cette atrophie soit partielle, générale, antérieure, latérale ou postérieure ; car, dans tous ces cas, l'atrophie est la même et est produite par la même cause, l'inflammation. C'est aux amis de la précision et de la vérité que nous laissons le soin d'étudier cette question, de la voir dans ses termes les plus simples et de s'efforcer à inaugurer par tout les faits concis d'une réforme utile et convenable.

IV

Nous pouvons à la rigueur former un nouveau groupe des maladies d'un ordre essentiellement différent de celles que nous avons exposées, qui, quoique n'appartenant pas au domaine de l'ophthalmoscope, sont cependant de nature telle, qu'elles ont été attribuées à cette membrane nerveuse de l'œil, qui présente à l'ophthalmoscope les altérations les plus variées et les plus fatales.

Ainsi les affections énumérées dans les groupes plus haut exposés, sont pour moi des *maladies organiques* ou des tissus des membranes de l'intérieur du globe, tandis que j'entends par *affections vitales* celles qui n'ont jusqu'ici présenté aucune altération appréciable à l'ophthalmoscope, et qui se démontrent seulement par l'altération, non pas des *tissus* mais des *fonctions* propres aux membranes. C'est donc sous ce point de vue que je considère la nyctalopie, l'héméralopie, l'oxyopie, la crupsie, l'acromatopsie, etc.

Note historique sur les Phosphènes.

Lettre adressée au rédacteur en chef de la Gazette des Hôpitaux, *de Paris.*

Rouen, 7 août 1861.

Monsieur Brochin,

Très-estimable docteur, je vous avais promis, il y a quelque temps, une note historique sur la thèse de M. Metaxas sur les maladies de la rétine, cette note; la voici :

Dans cette thèse, M. Metaxas revendique l'honneur de la première application des phosphènes à l'illustre Morgagni; il le fait avec un tel air, que tous ceux qui ont lu son travail sont parfaitement convaincus que c'est M. Metaxas qui véritablement a trouvé le premier le passage de Morgagni qui traite des phosphènes.

Il m'a paru important de mieux éclairer le public sur ce point de littérature médicale. Tandis qu'en France, en Angleterre, en Allemagne et beaucoup d'autres nations, les médecins ignorent complètement que Morgagni ait fait dans le siècle dernier, une application des phosphènes à la pathologie oculaire, l'Italie a su, depuis la première apparition du travail de M. Serre, revendiquer en faveur du premier professeur d'anatomie pathologique, la *première* application des phosphènes à la pathologie oculaire. On peut lire tous les articles insérés dans les différents journaux médicaux de la France et de l'étranger : dans aucun on ne parle de Morgagni, et tous proclament unanimement à M. Serre la première application des phosphènes à la pathologie oculaire. Il était donc très-important que M. Metaxas signalât le passage de Morgagni; seulement il aurait être dû un peu plus au courant de la science, et il aurait alors trouvé que les Italiens ont signalé le passage de Morgagni, non-seulement depuis trois, mais depuis huit ans. Dans le *Filiatre Sebezio*, d'avril 1853, le docteur Nicoli Marisi revendiqua en faveur de Morgagni la priorité sur l'application des phosphènes. Après lui, César Todeschini, dans une communication insérée dans les *Annali universali di medecina*, année 1854, page 572, et M. Quaglino, dans son intéressant ouvrage : *Sulle Malatie interne dell' ochio*, etc., qui parut en 1858, et qui fut reproduit dans les *Annali universali di medecina*, mois d'août 1859, ces messieurs ont appelé l'attention des auteurs sur ce point de priorité en faveur du professeur de Padoue.

J'ai donc cru très-utile de faire connaître ces faits à M. Metaxas, comme à ceux qui liront sa thèse, afin de ne point laisser propager la croyance que ce soit lui qui ait trouvé le premier l'intéressant passage de l'illustre Morgagni. On pourra encore consulter l'ouvrage de M. Barrago, sur l'opération de la cataracte par extraction, pages 63 et 65.

Recevez, Monsieur Brochin, l'amitié de votre dévoué,

FRANCISCO DE ARGILAGOS.

Versailles. — Imp. de BEAU jeune, rue de l'Orangerie, 36.